Baja En Carbohidratos

Recetas Definitivas Para Principiantes

(Un Plan Para Dos Semanas)

Tico Cortés

Publicado Por Daniel Heath

© **Tico Cortés**

Todos los derechos reservados

Baja En Carbohidratos: Recetas Definitivas Para Principiantes (Un Plan Para Dos Semanas)

ISBN 978-1-989808-14-6

Este documento está orientado a proporcionar información exacta y confiable con respecto al tema y asunto que trata. La publicación se vende con la idea de que el editor no esté obligado a prestar contabilidad, permitida oficialmente, u otros servicios cualificados. Si se necesita asesoramiento, legal o profesional, debería solicitar a una persona con experiencia en la profesión.

Desde una Declaración de Principios aceptada y aprobada tanto por un comité de la American Bar Association (el Colegio de Abogados de Estados Unidos) como por un comité de editores y asociaciones.

No se permite la reproducción, duplicado o transmisión de cualquier parte de este documento en cualquier medio electrónico o formato impreso. Se prohíbe de forma estricta la grabación de esta publicación así como tampoco se permite cualquier almacenamiento de este documento sin permiso escrito del editor. Todos los derechos reservados.

Se establece que la información que contiene este documento es veraz y coherente, ya que cualquier responsabilidad, en términos de falta de atención o de otro tipo, por el uso o abuso de cualquier política, proceso o dirección contenida en este documento será responsabilidad exclusiva y absoluta del lector receptor. Bajo ninguna circunstancia se hará responsable o culpable de forma legal al editor por cualquier reparación, daños o pérdida monetaria debido a la información aquí contenida, ya sea de forma directa o indirectamente.

Los respectivos autores son propietarios de todos los derechos de autor que no están en posesión del editor.

La información aquí contenida se ofrece únicamente con fines informativos y, como tal, es universal. La presentación de la información se realiza sin contrato ni ningún tipo de garantía.

Las marcas registradas utilizadas son sin ningún tipo de consentimiento y la publicación de la marca registrada es sin el permiso o respaldo del propietario de esta. Todas las marcas registradas y demás marcas incluidas en este libro son solo para fines de aclaración y son propiedad de los mismos propietarios, no están afiliadas a este documento.

TABLA DE CONTENIDO

Parte 1 1

Introducción 2

TIPOS DE ALIMENTOS QUE PUEDE Y NO PUEDE COMER MIENTRAS ESTÁ EN LA DIETA BAJA EN CARBOHIDRATOS 6
ALIMENTOS QUE PUEDE COMER 6
ALIMENTOS QUE SE DEBEN EVITAR 12

Recetas Saludables Con Bajo Contenido De Carbohidratos 15

Pimientos Rellenos De Pollo Caprese 15

Calabaza De Espagueti Al Horno De Queso 19

Alcachofas Rellenas De Queso 22

Sartén Para Tacos Con Queso 24

Gnocchi Mágicos 28

Pizza Con Corteza De Coliflor 31

Copas Blt 35

Coliflor Asada, Tomates Y Ajo 38

Deliciosos Nachos De Pimiento Morrón 41

Chuleta De Berenjena Simple 45

Primavera Zoodles Con Camarones 49

Sándwich De Desayuno De Tocino 52

Ensalada De Pollo Caprese 55

Calabacín Con Queso Festoneado 59

Pizza Con Corteza De Pollo Bbq 63

Tazones De Arroz Con Fajitas De Pollo Y Coliflor 67

Mordeduras De Coliflor Cargadas 70

Huevos Nublados 73

Paquetes De Papel Aluminio Para Hamburguesas............. 77

Papas Fritas Con Queso Portobello 81

Camarones Y Brócoli De Mongolia 84

Queso De Coliflor A La Plancha 88

Salmón Cilantro Limón 91

Horno De Coliflor Con Queso 94

Sabrosos Bocados De Berenjena Y Parmesano 97

Conclusión 100

Parte 2 101

Introducción 102

Capítulo 1 – Ketogenics: Los Hechos 105

Capítulo 2 – ¿Hacer O No Hacer? Los Pros Y Los Contras De La Dieta Ketogénica 108

Capítulo 3: Desayunos Altos En Grasa Y Bajos En Carbohidratos Para Mantenerte Saciado 113

Revuelto De Espinacas Y Huevos –Para 2 Personas.......... 114

El Campesino- Para Dos Personas...................... 115

Puré "Hash"- Para Dos Personas 116

Batido "Whipthem Up" 117

Atún Con Queso Fundido – Para Dos Personas 118

Huevos A La Taza- Para 1 Persona 119

Los "Pancakes"Del Rey – Para 1 Persona........................ 120

Pudding A La Taza – Para 1 Persona 121

Huevos Ahuecados – Para 2 Personas 122

Queso Cottage(Break De Desayuno) – Para 1 Persona..... 123

Capítulo 4 – Almuerzos Bajos En Carbohidratos Con Alto

Contenido De Grasa: El Empujón Del Mediodía. 124

Envolturas De Pollo – Para 1 Persona 125

Salmón Sobre La Marcha – Para 1 Persona 126

Barquitos De Avocado Con Huevos – Para 1 Persona 127

"Gogo" Smoothie Verde – Para 1 Persona 128

Hamburguesa De Queso – Para 1 Persona 129

Ensalada Fácil Y Rápida Para Almorzar – Para 1 Persona .. 130

El Mejor Almuerzo Para El Camino – Para 1 Persona 131

"Smoothie" De Tocino – Para 1 Persona: 132

Sándwiches Listos Para Almorzar – Para 1 Persona 133

La Osa Mayor – Para 1 Persona 134

Capítulo 5 – Cena En Una Moneda De Diez Centavos:Concluyendo El Día Bajo En Carbohidratos Y Rico En Grasas. 135

Filete Con Huevo Frito – Para 1 Persona 136

Coliflor Con Queso – Para 1 Persona 137

Bajo La Ensalada Marinada 138

Hamburguesas Del Revés – Para 1 Persona 139

Tocino "Pumpkinbumpkin" – Para 1 Persona 140

"Smoothie" De Calabaza – Para 1 Persona 141

Palitos De Mozzarela – Para 1 Persona 142

Sopa De Domingo – Para 2 Personas 143

Hamburguesas Bajas En Carbohidratos – Para 2 Personas 145

Conclusión 146

Parte 1

Introducción

En un mundo preocupado por la salud, ahora más que nunca, las personas son más conscientes de lo que comen. Esta nueva tendencia de la salud está en aumento y se proyecta que crezca con cada año que pasa. La mayoría de la gente ahora está obsesionada con comer y vivir más saludablemente para mejorar su estilo de vida. A diferencia de años anteriores, muchas personas no consideran a los alimentos ricos en proteínas o a los vegetales como el enemigo. En vez de eso, son vistos como aliados, especialmente cuando se trata de vivir más saludable.

Si está cansado de no obtener resultados

con cualquier otra dieta que haya probado, entonces una dieta baja en carbohidratos puede ser la mejor solución para usted. Los carbohidratos son vistos como el verdadero enemigo en muchas dietas de hoy en día. Estos se pueden encontrar en prácticamente cualquier cosa que uno coma, desde vegetales hasta leche. Aunque se considera que son la principal fuente de energía para su cuerpo, demasiados carbohidratos pueden tener resultados desastrosos.

Consumir en demasía puede elevar el nivel de azúcar en la sangre a niveles peligrosos. Cuanto más alto sea el nivel, más insulina tendrá que liberar su cuerpo para compensar. Esto puede llevar a un aumento de peso excesivo, que es exactamente lo contrario de lo que mucha gente quiere. En lugar de consumir demasiados carbohidratos, esta dieta puede ayudar a reducirlos y así disminuir la cantidad de insulina que su cuerpo necesita producir para compensar el aumento de azúcar en la sangre.

Si usted está interesado en una dieta baja en carbohidratos, entonces este es ciertamente el libro perfecto para usted. Aquí aprenderá sobre los diversos beneficios de seguir una dieta baja en carbohidratos. No solo aprenderá sobre los alimentos que debe y no debe consumir mientras sigue esta dieta, sino que también tendrá 25 recetas bajas en carbohidratos que puede preparar para ayudarle a progresar mejor.

¡No perdamos más tiempo! ¡Vamos a cocinar!

Tipos de alimentos que puede y no puede comer mientras está en la dieta baja en carbohidratos

Hay muchas personas que no saben qué tipo de alimentos pueden y no pueden consumir mientras siguen una dieta baja en carbohidratos. Cualquiera que sea la razón para seguir una dieta de este tipo, hay muchos alimentos diferentes que uno no debe consumir para asegurar los resultados más saludables.

Alimentos que puede comer

1. Carne

Usted puede disfrutar de cualquier tipo de carne mientras sigue una dieta baja en carbohidratos, como carne de res, cordero, de caza silvestre, cerdo y aves de corral. Usted puede incluso consumir la grasa de la carne así como de la piel. Sin embargo, al elegir la carne, asegúrese de consumir carnes orgánicas o que estén etiquetadas "*grassfed*" (ganadería ecológica).

2. Pescados y mariscos

Con una dieta baja en carbohidratos, se puede disfrutar prácticamente de cualquier tipo de pescado y marisco. Siéntase libre de disfrutar de pescados grasos como el salmón, las sardinas o incluso el arenque. Sin embargo, tenga en cuenta al hacer este pescado, asegurarse de evitar cualquier tipo de empanizado.

3. Salsas hechas de grasa natural

En la dieta baja en carbohidratos, usted debe asegurarse de mantenerse alejado de la mayoría de las salsas. Sin embargo, puede utilizar mantequilla, crema espesa, salsa holandesa o salsa bernesa para que sus platos sepan aún mejor. Estas salsas están hechas de grasa natural y son ideales para la dieta baja en carbohidratos.

4. Mucha verdura

Las verduras son una de las variedades de alimentos que se le recomienda comer con la mayor frecuencia posible durante la dieta baja en carbohidratos. Algunas de las verduras saludables que usted puede comer incluyen coliflor, berenjena, espinaca, col rizada, lechuga, aguacate, tomates, hongos, cebollas, espárragos y col de Bruselas. Cuanto más frescos sean los ingredientes, mejor.

5. Lácteos

Otro tipo de alimentos que usted puede comer mientras está en una dieta baja en grasas son los productos lácteos. Usted puede agregar artículos a su dieta diaria como mantequilla, crema, yogurt, quesos con alto contenido de grasa y crema agria. Cuando se trate de leche, se tiene que ser muy cuidadoso. Dicho esto, recomiendo encarecidamente beber solo leche descremada o baja en grasa y con moderación, ya que estos productos tienden a tener un alto contenido de azúcar.

Alimentos que se deben evitar

1. Azúcar

Uno de los peores alimentos que usted puede consumir mientras sigue una dieta baja en carbohidratos es el azúcar. Con eso en mente, tendrá que asegurarse de evitar beber jugos y bebidas isotónicas (deportivas). También querrá asegurarse de evitar alimentos como pasteles, reposterías, helados, la mayoría de los cereales comerciales y el chocolate.

2. Almidón

Si hay un tipo de alimento que tiene un alto contenido de carbohidratos, son los alimentos con almidón. Debe asegurarse de evitar alimentos como el pan, varios tipos de pasta, papas fritas y arroz. También debe asegurarse de tener cuidado con las legumbres como los frijoles, ya que también tienden a tener un alto contenido de carbohidratos.

3. Cerveza

Si usted es un ávido amante de la cerveza, entonces va a odiar seguir una dieta baja en carbohidratos. La cerveza es como el pan líquido, y está llena de carbohidratos poco saludables. Sin embargo, si usted hace su propia investigación, puede encontrar un montón de cervezas en el mercado que se consideran bajas en carbohidratos.

4. Fruta

Mientras que comer fruta fresca puede ser beneficioso, debe asegurarse de consumirla solo con moderación. La razón de esto es que las frutas tienden a contener mucha azúcar, incluso si es completamente natural.

Recetas saludables con bajo contenido de carbohidratos

Pimientos rellenos de pollo Caprese

Para empezar, tenemos este delicioso plato bajo en carbohidratos que va a querer hacer una y otra vez. Se rellena con pollo fresco y se convierte en un plato que no querrá dejar.

Porciones: 4

Tiempo total de preparación: 1 hora y 15 minutos

Ingredientes:

- 1 cda. de aceite de oliva extra virgen
- 1 libra de pechuga de pollo, deshuesado y sin piel

- 1 cdta. de condimento italiano
- Un toque de sal y pimienta negra
- 2 tazas de tomates cherry, cortados por la mitad
- 2 ½ tazas de queso mozzarella, rallado y dividido
- ¾ taza de queso ricotta
- 1/3 taza de albahaca, fresca, desmenuzada y extra para adornar
- 2 dientes de ajo, picados
- 4 pimientos rojos, cortados en mitades y sin semillas
- ½ taza de caldo de pollo bajo en sodio
- Una pizca de vinagre balsámico

Instrucciones:

1. Primero, precaliente el horno a 350

grados F°.

2. Mientras el horno se calienta, coloque una sartén grande a fuego medio. Añada el aceite de oliva y, una vez que el aceite esté lo suficientemente caliente, añada el pollo. Sazone con el aderezo italiano y una pizca de sal y pimienta negra. Cocine por 8 minutos de cada lado o hasta que el pollo esté completamente cocido. Luego llévelo a una tabla de cortar y deje reposar durante 5 minutos antes de cortarlo en trozos pequeños.

3. Use un tazón grande y agregue los tomates cherry picados, el pollo en cubos, 1 ½ taza de queso mozzarella rallado, queso ricotta, albahaca rallada y ajo picado. Revuelva bien para mezclar y sazone con una pizca de sal y pimienta

negra.

4. Rellene los pimientos rojos por la mitad con la mezcla de tomate. Completar con el resto de la taza de queso mozzarella rallado.

5. Vierta el caldo de pollo en una fuente grande para hornear y agregue los pimientos. Cubrir con papel aluminio.

6. Ponga la fuente a hornear durante 40 a 45 minutos o hasta que los pimientos estén tiernos y el queso esté completamente derretido.

7. Retirar del horno y decorar con la albahaca rallada. Rocíe el vinagre balsámico encima. Servir inmediatamente.

Calabaza de espagueti al horno de queso

Incluso si no eres un gran fan de la calabaza espagueti, no podrá resistirse a este plato una vez que lo pruebe. Es una receta baja en carbohidratos que ni el más exigente será capaz de resistir.

Porciones: 4

Tiempo total de preparación: 1 hora y 10 minutos

Ingredientes:

- 2 calabazas de espagueti medianas
- Una pizca de aceite de oliva extra virgen
- Una pizca de sal y pimienta negra
- 1 tarro de 16 onzas de salsa alfredo
- ½ taza de queso parmesano rallado

- 8 onzas de espinaca bebé
- 1 taza de queso mozzarella, rallado
- Albahaca, fresca, desgarrada y para adornar

Instrucciones:

1. Caliente el horno a 425 grados F°.

2. Mientras el horno se calienta, cortar la calabaza por la mitad a lo largo. Quitar los restos del interior y tirar las semillas. Eche un poco de aceite de oliva en la calabaza y sazone con una pizca de sal y pimienta negra.

3. Coloque la calabaza en una bandeja grande para hornear. Ponga en el horno para asar durante 45 minutos o hasta que se ablanden. Retirar y reservar para que se

enfríe. Una vez enfriado, desmenuzar la calabaza en tiras.

4. Coloque una sartén grande a fuego medio. Añadir la salsa alfredo. Una vez que comience a burbujear, agregar las tiras de calabaza y queso parmesano. Revuelva bien para cubrir. Agregue la espinaca bebé y revuelva bien durante 5 minutos o hasta que la espinaca se ablande.

5. Agregue la mezcla a las mitades de calabaza y espolvoree el queso parmesano restante por encima.

6. Poner a hornear de 10 a 12 minutos o hasta que estén dorados. Retire y sirva mientras esté bien caliente.

Alcachofas rellenas de queso

Todo parece mejor cuando está relleno de queso. Lo mismo ocurre con las alcachofas. Aunque no le guste el sabor de las alcachofas, sé que le encantará este plato.

Porciones: 4

Tiempo total de preparación: 45 minutos

Ingredientes:

- 1 limón, fresco y en rodajas finas
- 4 alcachofas grandes
- 2 tazas de pan rallado
- 1 taza de queso mozzarella, rallado (más un poco extra para espolvorear)
- 1 taza de queso parmesano rallado
- ¼ taza de perejil, fresco y picado en trozos grandes

- 1/3 taza de aceite de oliva extra virgen
- 2 dientes de ajo, picados
- Una pizca de sal y pimienta negra
- Salsa marinara, para untar

Instrucciones:

1. Precalentar el horno para asar.

2. Mientras el horno se calienta, coloque una olla grande a fuego medio. Añadir ½ pulgada de agua y las rodajas de limón fresco. Añadir las alcachofas cortadas y llevar el agua a fuego lento. Deje hervir a fuego lento durante 25 minutos o hasta que se ablanden. Retire, escurra y reserve.

3. Luego, use un tazón grande y combine el

pan rallado, el queso mozzarella, el queso parmesano, el perejil picado, aceite de oliva y el ajo picado. Sazone con una pizca de sal y pimienta negra.

4. Untar las hojas de alcachofa con la mezcla de pan rallado. Coloque las alcachofas en una bandeja para hornear grande. Espolvoree el queso mozzarella restante por encima.

5. Coloque en el horno para hornear durante 5 minutos o hasta que el queso esté completamente derretido.

6. Retirar y servir inmediatamente con la salsa marinara para untar.

Sartén para tacos con queso

Este es un gran plato bajo en carbohidratos para servir si le gusta el sabor de los tacos. Lo mejor de todo es que esta sartén no utiliza tortillas, por lo que no tiene que preocuparse por el exceso de carbohidratos en cada bocado.

Porciones: 4

Tiempo total de preparación: 20 minutos

Ingredientes:

- 1 cda. de aceite vegetal
- 1 pimiento rojo picado
- ¼ taza de cebollas de verdeo, extra para adornar
- 2 dientes de ajo, picados
- 1 cda. de chile en polvo
- 1 cda. de comino molido
- Una pizca de sal

- 1 libra de carne de res, magra y molida
- 1 lata de 15 onzas de tomates, cortados en cubos
- 1 taza de frijoles negros, enlatados
- 1 cda. de salsa picante
- 1 taza de queso Monterrey Jack, rallado
- 1 taza de queso cheddar, rallado

Instrucciones:

1. Coloque una sartén grande a fuego medio-alto y añada el aceite vegetal. Una vez que el aceite esté lo suficientemente caliente, agregue los pimientos picados y las cebollas verdes. Cocine por 5 minutos o hasta que estén tiernos.

2. Añada el ajo picado y cocine por un minuto más.

3. Añadir el chile en polvo y el comino molido. Revuelva para mezclar y sazone con una pizca de sal.

4. Añadir la carne. Cocine por otros 5 minutos o hasta que la carne esté bien cocida.

5. Añada los tomates y los frijoles negros enlatados. Revuelva bien para mezclar antes de incluir la salsa picante, el Monterey Jack rallado y el queso cheddar. Tape y cocine por 2 minutos o hasta que el queso se derrita.

6. Retirar del fuego y servir con una guarnición de cebollas verdes.

Gnocchi Mágicos

Si nunca antes ha tenido la oportunidad de probar ñoquis auténticos, entonces jurará que fue hecho con magia. Tierno y lleno de un sabor que no podrá resistir, este es un gran plato que querrá hacer una y otra vez.

Porciones: 4

Tiempo total de preparación: 35 minutos

Ingredientes:

- 2 tazas de queso mozzarella, rallado
- 3 yemas de huevo grandes
- ½ cdta. de aderezo italiano
- Un toque de sal y pimienta negra
- 8 rebanadas de tocino, picado
- 2 tazas de espinaca bebé
- Queso parmesano, rallado y para

adornar

Instrucciones:

1. Añada la mozzarella en un recipiente pequeño y colóquela en el microondas. Cocine por 1 minuto, o hasta que se derrita.

2. Luego, agregue las yemas de huevo y revuelva bien hasta que se mezclen. Añadir el aderezo italiano y sazonar con una pizca de sal y pimienta negra. Revuelva bien para mezclar.

3. Dividir esta masa en 4 bolas. Coloque en la nevera para enfriar durante 10 minutos o hasta que esté firme.

4. Enrolle cada bola en troncos largos y luego córtelos en rodajas finas.

5. Coloque una olla grande a fuego medio. Llenar con agua salada y llevar a ebullición. Una vez hervido, añadir los ñoquis. Cocine por 2 minutos y escurra. Colóquelo de nuevo en la olla.

6. Coloque una sartén grande a fuego medio. Añada el tocino y cocine por 8 minutos, o hasta que esté crujiente. Una vez cocida, escurrir la grasa y añadir las espinacas.

7. Añadir los ñoquis cocidos. Cocine por 2 minutos o hasta que se doren.

8. Retirar del fuego y decorar con el queso parmesano. Servir de inmediato.

Pizza con corteza de coliflor

Esta es una receta de pizza de la que sé que se va a enamorar. Hecho con una sana corteza de coliflor y cubierto de salsa alfredo, toda la familia estará rogando por esto constantemente.

Porciones: 4

Tiempo total de preparación: 45 minutos

Ingredientes:

- 1 cabeza de coliflor, picada en trozos grandes y cocida al vapor
- 1 huevo grande
- 2 tazas de queso mozzarella, rallado y dividido en partes iguales
- ½ taza de queso parmesano, rallado y dividido en partes iguales

- ½ de un limón, con cáscara solamente
- Un toque de sal y pimienta negra
- ¼ taza de salsa alfredo
- Albahaca, fresca, desgarrada y para adornar

Instrucciones:

1. Primero, caliente el horno a 425 grados F.

2. Mientras el horno se calienta, utilice un procesador de alimentos y añada la coliflor al vapor. Pulsar hasta que se ralle finamente. Exprima todo el exceso de humedad que pueda.

3. Transfiera la coliflor pulsada a un recipiente grande. Agregue el huevo, el queso mozzarella, el queso parmesano y la

cáscara de limón fresca. Sazone con una pizca de sal y pimienta negra. Revuelva bien.

4. Coloque esta masa en una bandeja para hornear grande forrada con una hoja de papel de pergamino. Formar la masa en una corteza fina.

5. Colocar en el horno para hornear durante 20 minutos o hasta que estén dorados.

6. Cubra la masa horneada con salsa alfredo. Cubra con el resto de la mozzarella y el queso parmesano. Vuelva a colocar en el horno para hornear durante 10 minutos o hasta que el queso esté completamente derretido.

7. Retirar y adornar con la albahaca antes

de servir.

Copas BLT

Este es un plato bajo en carbohidratos de gran sabor que se puede preparar siempre que se desee algo ligero y lleno. Hecho con tocino formado en una taza, este es un plato que no querrá dejar.

Porciones: 4

Tiempo total de preparación: 55 minutos

Ingredientes:

- 12 rebanadas de tocino
- ½ taza de yogur griego
- 2 cdtas. de jugo de limón, fresco
- 2 cdas. de cebollino, picado y extra para adornar
- Un toque de sal y pimienta negra
- 2 tazas de tomates cherry, cortados por

la mitad
- 1 cabeza de lechuga romana, picada
- 1 aguacate, fresco y picado

Instrucciones:

1. Caliente el horno a 400 grados F. Mientras el horno se calienta, coloque una bandeja para panecillos boca abajo sobre una bandeja para hornear grande.

2. Cortar las lonchas de tocino por la mitad y colocar dos de estas tiras en forma de cruz en el molde para magdalenas. Agrega dos rebanadas más a lo largo de la cruz para formar un tejido. Cubrir con una rebanada entera de tocino y repetir con los trozos restantes para formar copas.

3. Colocar en el horno y hornear durante

20 minutos. Retirar y dejar enfriar durante 15 minutos.

4. Mientras las tazas se enfrían, haga el aderezo. Para ello, combine el yogur, el jugo de limón y el cebollino en un tazón. Sazone con una pizca de sal y pimienta. Añada los tomates cherry por la mitad y la lechuga romana. Revuelva bien para cubrir.

5. Retire las tazas del molde para panecillos. Rellenar con la mezcla de lechuga.

6. Adorne con cebollino extra y sirva de inmediato.

Coliflor asada, tomates y ajo

Esta es una receta baja en carbohidratos de gran sabor que puede hacer siempre que quiera impresionar. Es tan delicioso que su familia y amigos le rogarán por la receta.

Porciones: 4

Tiempo total de preparación: 1 hora y 15 minutos

Ingredientes:

- 2 pintas de tomates cherry
- 4 dientes de ajo, machacados y pelados
- 4 cdas. de aceite de oliva extra virgen, divididas
- ½ cdta. de sal, dividida en partes iguales
- ¼ cdta. de pimienta negra

- 1 cabeza de coliflor
- 1/8 cucharadita de pimentón
- ¼ taza de perejil fresco y picado

Instrucciones:

1. Primero, caliente el horno a 400 grados F.

2. Mientras el horno se calienta, coloque los tomates y el ajo en una bandeja para hornear grande. Rocíe 3 cucharadas de aceite de oliva por encima. Sazone con una pizca de sal y pimienta negra. Revuelva para abrigar.

3. Luego, cortar las hojas y el tallo de la coliflor. Coloque la coliflor plana en el centro de la bandeja para hornear. Rocíe el aceite de oliva restante sobre la coliflor y

sazone con una pizca de pimentón y sal.

4. Poner en el horno para asar durante 1 hora o hasta que la coliflor esté blanda.

5. Adorne con perejil. Servir inmediatamente con los tomates y el ajo.

Deliciosos Nachos de Pimiento Morrón

Esta es una receta fácil de nachos que puede preparar como bocadillo o aperitivo. Es tan delicioso que le garantizo que no perderá las tortillas una vez que las pruebe.

Porciones: 6

Tiempo total de preparación: 40 minutos

Ingredientes:

- 4 pimientos rojos, cortados en trozos
- 2 cdas. de aceite de oliva extra virgen
- ½ cdta. de comino molido
- ½ cdta. de chile en polvo
- ¼ cdta. de ajo en polvo
- Un toque de sal y pimienta negra

- 1 ½ tazas de queso Monterey Jack, rallado
- 1 ½ taza de queso cheddar, rallado
- 1 taza de guacamole
- ½ taza de jalapeños en escabeche
- 1 taza de pico de gallo
- ½ taza de crema agria
- 1 cda. de leche entera
- Cilantro, fresco, picado y para adornar
- Cuñas de lima, frescas y para servir

Instrucciones:

1. Primero, caliente el horno a 425 grados F. Mientras el horno se calienta, cubra dos bandejas de hornear con hojas de papel de aluminio.

2. Divida los pimientos en las bandejas

para hornear. Agregue el aceite de oliva, el comino, el chile y el ajo en ambas bandejas para hornear. Sazone cada uno con una pizca de sal y pimienta negra. Mezcle bien para mezclar.

3. Hornear de 20 a 25 minutos, o hasta que se ablanden.

4. Cubra una de las bandejas para hornear con la mitad de los quesos Monterey Jack y cheddar rallados. Cubra la segunda bandeja para hornear con el queso restante.

5. Coloque en el horno para hornear durante 10 minutos adicionales o hasta que el queso se derrita.

6. Cubra cada bandeja para hornear por igual con el guacamole, los jalapeños y el

pico de gallo.

7. En un recipiente pequeño, combine la crema agria y la leche. Rocíe sobre la mezcla de pimiento morrón.

8. Sirva con una guarnición de cilantro y trozos de limón.

Chuleta de Berenjena Simple

Esta es una deliciosa receta baja en carbohidratos que puede hacer siempre que necesite algo simple. Es ligero, pero rico, con un delicioso sabor crujiente que no podrá evitar amar.

Porciones: 4

Tiempo total de preparación: 30 minutos

Ingredientes:

- ½ taza de harina para todo uso
- 3 huevos grandes
- 2 tazas de pan rallado, seco
- 1 ¼ cdta. de sal
- ¼ cdta. de pimienta negra
- 1 berenjena grande

- ¼ taza de aceite de oliva extra virgen
- 2 tomates para bistec, cortados en rodajas finas
- 12 onzas de queso mozzarella, fresco y cortado en rodajas finas
- 16 hojas de albahaca, frescas
- ¼ taza de queso parmesano rallado
- ¼ cdta. de hojuelas de pimiento rojo, trituradas

Instrucciones:

1. Coloque la harina en un recipiente grande y poco profundo. Luego, rompa los huevos en un recipiente también poco profundo, por separado. Golpee con un tenedor. En un plato, agregue el pan rallado, sal y pimienta negra. Revuelva

para combinar.

2. Quitar el tallo de la berenjena y cortar el fondo. Corte la berenjena en rodajas de aproximadamente 3/8 de pulgada de grosor.

3. Se draga cada rodaja de berenjena en la harina, luego se sumerge en los huevos batidos antes de mezclar la mezcla de pan rallado. Colocar en un plato limpio y repetir con el resto de las rodajas de berenjena.

4. Coloque una sartén grande a fuego medio y añada el aceite de oliva. Una vez que el aceite esté brillante, añada las rodajas de berenjena recubiertas. Freír durante 3 minutos o hasta que estén dorados. Voltee y continúe friendo de 2 a 3 minutos. Retire y transfiera a un plato

forrado con toallas de papel.

5. Luego, precaliente el horno a 400 grados.

6. Coloque las rodajas de berenjena en una bandeja para hornear grande. Cubra cada rebanada frita con una rebanada de tomate y una rebanada de queso mozzarella.

7. Coloque en el horno para hornear de 3 a 5 minutos o hasta que el queso se derrita.

8. Adorne con las hojas de albahaca, el queso parmesano y las hojuelas de pimiento rojo trituradas. Servir inmediatamente.

Primavera Zoodles con Camarones

Los zoodles son considerados como la nueva pasta y una vez que los pruebe, ¡sé que le encantarán también! Este es un gran plato para hacer cuando se le antoja pasta, pero no quiere lidiar con la sobrecarga de carbohidratos.

Porciones: 4

Tiempo total de preparación: 25 minutos

Ingredientes:

- 2 cdas. de aceite de oliva extra virgen
- 1 pimiento morrón amarillo, cortado en rodajas finas
- ½ libra de espárragos, recortados y cortados en trozos de 1 pulgada

- ¼ libra de guisantes azucarados, cortados en rodajas finas
- 1 libra de camarones, pelados, limpios y sin cola
- Un toque de sal y pimienta negra
- 1 tarro de 24 onzas de salsa de tomate, ajo y cebolla
- 4 calabacines, espiralizados
- Queso parmesano, afeitado y para adornar
- Albahaca, fresca, desgarrada y para adornar

Instrucciones:

1. Coloque una sartén grande a fuego medio y añada el aceite. Una vez que el aceite esté lo suficientemente caliente,

agregue los pimientos. Cocine de 5 a 7 minutos, hasta que se ablanden.

2. Añadir los espárragos y los guisantes. Cocine por 4 minutos.

3. Agregue los camarones y sazone con una pizca de sal y pimienta negra. Cocine por 5 minutos o hasta que los camarones estén rosados.

4. Vierta la salsa. Revuelva bien para incorporar.

5. Lleve la salsa a fuego lento antes de agregar el calabacín. Cocine por 6 minutos, o hasta que se ablanden.

6. Retirar del fuego y servir con una guarnición de queso parmesano y albahaca desgarrada.

Sándwich de desayuno de tocino

¿Quién dice que necesita pan para desayunar un sándwich? Con la ayuda de esta receta, puede disfrutar de un desayuno lleno de proteínas sin la sobrecarga de carbohidratos.

Porciones: 2

Tiempo total de preparación: 45 minutos

Ingredientes:

- 12 rebanadas de tocino, cortadas por la mitad
- Spray de cocina
- 2 huevos grandes
- Un toque de sal y pimienta negra
- ½ de un aguacate, fresco y triturado
- 2 rebanadas de queso cheddar, en

rodajas finas

- Salsa picante, para lloviznar

Instrucciones:

1. Primero, precaliente el horno a 400 grados F.

2. Mientras el horno se precalienta, use una bandeja para hornear grande y coloque 3 rebanadas de tocino una al lado de la otra. Tejer tres rebanadas más de tocino entre estas rebanadas para hacer un"sándwich" plano. Repita con el tocino restante.

3. Coloque en el horno para hornear durante 25 minutos o hasta que el tocino esté crujiente. Retire y transfiera a un plato forrado con toallas de papel para

escurrir.

4. Coloque una sartén mediana a fuego medio. Engrase la sartén con rocío de cocina. Rocíe el interior de un frasco pequeño con rocío de cocina y colóquelo directamente en la sartén. Rompa un huevo en el tarro y sazone con una pizca de sal y pimienta negra. Cocine por 3 minutos o hasta que las claras de los huevos estén listas. Sacar del frasco.

5. Prepare los sándwiches: cubra cada tejido de tocino con el puré de aguacate, una rebanada de queso cheddar, huevo y salsa picante. Rellene con el resto del tejido de tocino. Servir inmediatamente.

Ensalada de Pollo Caprese

Este es un plato de bajo contenido de carbohidratos de gran sabor que puede hacer siempre que se le antoje algo más ligero. Haga esto para un almuerzo ligero, pero completo o para la cena.

Porciones: 4

Tiempo total de preparación: 30 minutos

Ingredientes:

- 2 dientes de ajo
- 2 tazas de hojas de albahaca, extra para adornar
- 2 cdas. de vinagre de vino blanco
- 1/3 taza + 2 cucharadas de aceite de oliva extra virgen, divididas
- Un toque de sal y pimienta negra

- 2 pechugas de pollo de 8 onzas, sin piel y sin espinas
- 3 tazas de lechuga romana, fresca y desmenuzada
- 8 onzas de bolas de mozzarella, frescas y escurridas
- 12 onzas de tomates cherry, cortados en mitades
- Queso parmesano, rallado y para adornar

Instrucciones:

1. Primero, haga el aderezo: agregue el ajo, las hojas de albahaca y el vinagre en una licuadora. Mezclar en el ajuste más alto. Mientras la licuadora está funcionando, rocíe con 1/3 de taza de aceite de oliva y

continúe mezclando hasta que esté completamente incorporada. Sazonar el aderezo con sal y pimienta negra. Deje a un lado.

2. Unte 1 cucharada de aceite de oliva sobre las pechugas de pollo. Sazone con una pizca de sal y pimienta negra.

3. Coloque una sartén grande a fuego medio-alto. Engrasar con el resto de la cucharada de aceite de oliva. Agregue las pechugas de pollo una vez que el aceite esté lo suficientemente caliente. Cueza por ambos lados durante 2 minutos. Reduzca el fuego a bajo y cubra. Continúe cocinando el pollo de 8 a 10 minutos, hasta que esté completamente cocido.

4. Coloque el pollo cocido en una tabla de cortar grande. Deje reposar durante 5

minutos antes de cortar en tiras finas.

5. Añada la lechuga romana rallada en un recipiente grande. Cubra con las bolas de mozzarella, las mitades de tomate cherry y las tiras de pollo cocido. Rocíe el aderezo sobre la parte superior y revuelva para cubrirlo.

6. Servir inmediatamente con una guarnición de albahaca y queso parmesano rallado.

Calabacín con queso festoneado

¡El calabacín es ahora la papa nueva! Con la ayuda de esta receta con queso, puede obtener el sabor de las papas gratinadas sin todos los carbohidratos asociados con ellas.

Porciones: 6

Tiempo total de preparación: 45 minutos

Ingredientes:

- 2 cdas. de mantequilla, más extra para engrasar
- 2 dientes de ajo, picados
- 2 cdas. de harina para todo uso
- 1 ½ taza de leche entera
- 1 ½ taza de queso gruyere, rallado y dividido en partes iguales

- ½ taza de queso parmesano rallado
- Un toque de sal y pimienta negra
- Una pizca de nuez moscada, molida
- 4 calabacines, rebanados en monedas de ¼ pulgada
- 2 cdtas. de tomillo, fresco y picado en trozos grandes
- Perejil fresco, picado y para adornar

Instrucciones:

1. Primero, caliente el horno a 375 grados F. Mientras el horno se calienta, engrase una cacerola grande y déjela a un lado.

2. Coloque una sartén grande a fuego medio y añada la mantequilla. Una vez derretida la mantequilla, añadir el ajo. Cocine por 1 minuto, o hasta que esté

fragante.

3. Añadir la harina y seguir cocinando durante un minuto más o hasta que la harina esté dorada. Añadir la leche y llevar esta mezcla a fuego lento. Deje hervir y deje hervir durante 1 minuto, hasta que la mezcla esté espesa.

4. Retirar del fuego y añadir la mitad del queso gruyere y el queso parmesano. Revuelva hasta que el queso esté completamente derretido. Sazone con una pizca de sal, pimienta negra y nuez moscada.

5. Añadir una capa de las rodajas de calabacín en la cazuela. Sazone con una pizca de sal y pimienta negra. Vierta 1/3 de la mezcla de crema sobre las rodajas de calabacín. Espolvoree el queso gruyere

restante por encima. Espolvorear el tomillo sobre el queso.

6. Repita las capas dos veces más.

7. Coloque en el horno para hornear durante 25 minutos, o hasta que se doren por encima.

8. Retirar y servir con una guarnición de perejil.

Pizza con corteza de pollo BBQ

¿Qué es mejor que comer una pizza que tiene una corteza de pollo? Lo mejor de todo es que este plato no contiene carbohidratos, así que puede comerlo sin sentirse culpable.

Porciones: 4

Tiempo total de preparación: 35 minutos

Ingredientes:

- 1 libra de pollo, magro y molido
- 1 ½ tazas de queso mozzarella, rallado
- 1 cdta. de ajo en polvo
- Un toque de sal y pimienta negra
- ¼ taza de salsa barbacoa
- 1 taza de gouda, rallado
- 1/3 taza de cebolla roja, cortada en

rodajas finas
- 2 cdas. de cebollas verdes, frescas y cortadas en rodajas finas
- Aderezo ranchero, para lloviznar

Instrucciones:

1. Primero, precaliente el horno a 400 grados F. Mientras el horno se calienta, cubra una bandeja para hornear grande con una hoja de papel de pergamino.

2. Luego, use un tazón grande y agregue el pollo, 1/2 taza de queso mozzarella y ajo en polvo. Sazone con una pizca de sal y pimienta negra. Revuelva bien.

3. Engrase la bandeja para hornear con roceador de cocina y añada la mezcla de pollo. Formar la mezcla en una masa de

pizza redonda.

4. Coloque en el horno para hornear durante 22 minutos o hasta que el pollo esté completamente cocido y dorado. Retirar y reservar. Precalentar el horno para asar.

5. Extender una capa fina de salsa barbacoa sobre la masa de la pizza. Rellene con el resto de la taza de queso mozzarella y el gouda. A continuación, cubra con las cebollas rojas y verdes cortadas en rodajas. Rocíe más salsa barbacoa por encima.

6. Poner en el horno para asar durante 3 minutos o hasta que el queso esté completamente derretido.

7. Retire y rocíe el aderezo del rancho por

encima. Servir de inmediato.

Tazones de Arroz con Fajitas de Pollo y Coliflor

Este es un gran plato bajo en carbohidratos para hacer siempre que se desee la auténtica cocina mexicana. Es estupendo cuando se necesita algo más lleno y delicioso mientras se sigue una dieta tan estricta.

Porciones: 4

Tiempo total de preparación: 45 minutos

Ingredientes:

- 1 libra de pechugas de pollo, sin piel y sin espinas
- 3 pimientos rojos, cortados en rodajas finas
- 1 cebolla dulce, cortada en rodajas finas
- 2 cdas. de aceite de oliva extra virgen

- 2 cdtas. de chile en polvo
- 2 cdtas. de pimentón
- 2 cdtas. de comino molido
- 1 cdta. de ajo en polvo
- 1 cdta. de sal
- 1 bolsa de 24 onzas de coliflor a la parrilla, congelada
- 1/3 taza de cilantro, fresco y picado
- 2 cdas. de jugo de limón, fresco
- Queso cheddar, rallado y para servir
- Crema agria, para servir
- Aguacate, fresco y para servir

Instrucciones:

1. Primero, caliente el horno a 400 grados F.

2. Mientras el horno se calienta, coloque el

pollo en una bandeja para hornear grande. Añadir los pimientos y la cebolla. Rocíe el aceite de oliva por encima y revuelva para cubrirlo.

3. Use un tazón pequeño y agregue el chile, el pimentón, el comino, el ajo y la sal. Revuelva bien para mezclar. Espolvoree esta mezcla sobre el pollo y revuelva para cubrirlo.

4. Coloque en el horno para hornear durante 20 minutos o hasta que el pollo esté completamente cocido.

5. Durante este tiempo, preparar la coliflor según las instrucciones del envase. Una vez cocida la coliflor, añadir el cilantro y el zumo de limón fresco. Revuelva para cubrir.

6. Sirva el pollo asado y las verduras sobre el arroz de coliflor. Cubra con el queso cheddar, la crema agria y el aguacate.

Mordeduras de coliflor cargadas

Haga este delicioso plato bajo en carbohidratos para su próxima fiesta como aperitivo. Es tan delicioso que le garantizo que todos los que lo prueben rogarán por la receta.

Porciones: 6

Tiempo total de preparación: 35 minutos

Ingredientes:

- 1 cabeza de coliflor, cortada en ramilletes
- 2 cdas. de aceite de oliva extra virgen
- Un toque de sal y pimienta negra
- 1 cdta. de ajo en polvo
- 1 taza de queso cheddar, rallado
- 5 rebanadas de tocino, completamente cocido y desmenuzado
- 1 cda. de cebollino picado

Instrucciones:

1. Primero calentar el horno a 425 grados F. Mientras el horno se calienta, engrase una bandeja para hornear grande con rociador de cocina.

2. Luego coloque una olla grande a fuego medio. Llenar con agua salada y una vez que el agua hierva, añadir la coliflor. Cocine por 5 minutos o hasta que se ablanden. Escurra y seque con unas cuantas toallas de papel.

3. Colocar los ramilletes de coliflor en la bandeja para hornear. Añadir el aceite de oliva, el ajo en polvo y una pizca de sal y pimienta negra sobre los ramilletes. Mezcle bien para mezclar. Aplastar los

ramilletes de coliflor con un pasapurés.

4. Cubrir cada trozo de coliflor con una pizca de queso cheddar y tocino.

5. Colocar en el horno para hornear durante 15 minutos o hasta que el queso se derrita.

6. Espolvorear el cebollino por encima y servir inmediatamente.

Huevos nublados

Este es uno de los desayunos bajos en carbohidratos más fáciles de preparar. Es ligero, pero lleno de delicioso sabor que va bien con una taza de café recién hecho.

Porciones: 4

Tiempo total de preparación: 20 minutos

Ingredientes:

- 4 huevos grandes
- Un toque de sal y pimienta negra
- ½ taza de queso parmesano rallado
- ¼ libra de jamón serrano, picado
- 3 cdas. de cebollino fresco, picado y para adornar

Instrucciones:

1. Primero, caliente el horno a 450 grados F. Mientras el horno se calienta, cubra una bandeja para hornear grande con una hoja de papel de pergamino.

2. Luego, separe las claras de huevo y las yemas de huevo en tazones pequeños separados.

3. Sazone las claras de huevo con una pizca de sal y pimienta negra, luego bata con

una batidora manual hasta que se empiecen a formar picos rígidos.

4. Añada el queso parmesano, el jamón picado y el cebollino picado a las claras de huevo. Doble suavemente para incorporar.

5. Agregue 4 montones de claras de huevo a la bandeja para hornear. Haga pequeñas hendiduras en el centro de los montículos.

6. Hornear durante 3 minutos, o hasta que se doren ligeramente.

7. Retire del horno y agregue suavemente una yema de huevo en cada centro de la clara. Sazone con una pizca de sal y pimienta negra. Poner en el horno para hornear por 3 minutos adicionales o hasta que las yemas de huevo estén completamente cocidas.

8. Retirar y servir inmediatamente.

Paquetes de papel aluminio para hamburguesas

Esta es una receta que puedes hacer siempre que estés buscando algo creativo. Es tan único, nunca pensaría que una hamburguesa puede ser hecha así.

Porciones: 4

Tiempo total de preparación: 30 minutos

Ingredientes:

- 1 libra de carne de res, magra y molida
- 1 huevo grande
- 1/3 taza de pan rallado
- 2 cdas. de salsa barbacoa
- 1 cdta. de ajo en polvo
- Un toque de sal y pimienta negra
- 1 taza de brócoli, fresco y cortado en ramilletes

- 1 taza de zanahorias, frescas y para bebé
- 1 taza de papas, cortadas en cubos
- ½ de una cebolla, picada
- 3 cdas. de aceituna extra virgen
- 1 cdta. de condimento italiano
- Salsa BBQ, para servir

Instrucciones:

1. Coloque cuatro piezas de papel de aluminio de 12 pulgadas de largo sobre una superficie plana. Engrasar con rociador de cocina.

2. Precaliente una parrilla exterior a fuego medio o alto.

3. Mezcle la carne, el huevo, el pan rallado, la salsa barbacoa, el ajo en polvo y una

pizca de sal y pimienta negra en un tazón grande.

4. Forme esta mezcla en 4 hamburguesas y colóquelas en cada pedazo de papel de aluminio.

5. Luego, use un tazón mediano y agregue los ramilletes de brócoli, las zanahorias, las papas, la cebolla, el aceite de oliva y los condimentos italianos. Sazone con una pizca de sal y pimienta negra. Revuelva bien.

6. Cubra las hamburguesas con esta mezcla.

7. Doble para sellar cada paquete.

8. Coloque los paquetes directamente sobre la parrilla. Cocine por 10 minutos de cada lado, hasta que las hamburguesas

estén completamente cocidas. Retirar y servir inmediatamente con salsa barbacoa.

Papas fritas con queso Portobello

Este es el plato perfecto para preparar como un sabroso aperitivo o cuando necesite un acompañamiento. No solo es bajo en carbohidratos, sino que también es vegetariano, lo que lo hace perfecto para servir a sus amigos y familiares vegetarianos.

Porciones: 2 a 3

Tiempo total de preparación: 30 minutos

Ingredientes:

- 2 hongos Portobello
- 1 taza de pan rallado
- ½ taza de queso parmesano, rallado, más extra para servir
- 1 cdta. de orégano

- Un toque de sal y pimienta negra
- 2 huevos grandes, ligeramente batidos
- 2/3 taza de fontina, rallada
- 2 cdas. de perejil fresco y picado
- 1 taza de salsa marinara, tibia y para servir

Instrucciones:

1. Primero, caliente el horno a 425 grados F. Mientras el horno se calienta, cubra dos hojas de hornear grandes y separadas con una hoja de papel de pergamino.

2. Retirar los tallos de los champiñones. Corte en tiras delgadas de ¼ pulgadas de grosor.

3. Use un tazón grande y agregue el pan rallado, el queso parmesano rallado y el

orégano. Sazone con una pizca de sal y pimienta negra. Revuelva bien para mezclar.

4. Mojar los champiñones en los huevos batidos. A continuación, coloque en la mezcla de pan rallado. Revuelva bien para cubrir. Transfiera a las bandejas de hornear preparadas.

5. Colocar en el horno y hornear de 10 a 15 minutos, hasta que estén crujientes.

6. Retirar y cubrir con la fontina rallada. Vuelva a colocar en el horno para hornear durante 2 minutos o hasta que la fontina se derrita.

7. Retirar y adornar con el perejil y el queso parmesano. Servir inmediatamente con la marinara caliente.

Camarones y brócoli de Mongolia

Si usted es un gran fanático de los camarones, entonces esta es la receta perfecta de bajo contenido en carbohidratos para hacer. Para obtener los resultados más sabrosos y saludables, no dude en servir este plato con una ensalada fresca.

Porciones: 4

Tiempo total de preparación: 25 minutos

Ingredientes:

- ½ taza de salsa de soja, baja en sodio
- 1 cda. de aceite de ajonjolí
- 1/3 taza de salsa hoisin, opcional
- ¼ taza de azúcar morena, ligera y envasada

- 3 cdtas. de ajo, picado
- 2 cdtas. de jengibre, picado
- ¾ taza de caldo de pollo
- Una pizca de hojuelas de pimiento rojo, machacadas
- ½ libra de camarones, pelados y desvenados
- Un toque de sal y pimienta negra
- 3 cdas. de maicena
- 2 cdas. de aceite vegetal, divididas en partes iguales
- 1 cabeza de brócoli, cortada en ramilletes
- 1 pimiento rojo, cortado en rodajas finas
- 3 cebollas verdes, cortadas en rodajas finas
- Semillas de sésamo, ligeramente

tostadas y para adornar

Instrucciones:

1. En un tazón pequeño agregue la salsa de soya, el aceite de ajonjolí, la salsa hoisin, el azúcar morena ligera, el ajo picado, el jengibre picado, el caldo de pollo y las hojuelas de pimiento rojo trituradas. Revuelva bien para mezclar y deje a un lado.

2. Use otro tazón y agregue los camarones. Sazone con una pizca de sal y pimienta. Agregue la maicena y mezcle hasta que esté bien cubierta.

3. Coloque una sartén grande a fuego medio-alto. Añadir una cucharada de aceite. Una vez que el aceite esté lo

suficientemente caliente, añada los camarones. Cocine por 4 minutos de cada lado o hasta que estén crujientes. Retirar y reservar.

4. Añada el resto de la cucharada de aceite a la sartén. Añada el brócoli y el pimiento rojo cortado en rodajas. Cocine por 2 minutos o hasta que se ablanden.

5. Agregue los camarones y la salsa preparada. Revuelva bien para mezclar y cocine por 5 minutos o hasta que esté espeso en consistencia.

6. Retirar del fuego y decorar con las cebollas verdes cortadas en rodajas y las semillas de sésamo tostadas.

Queso de coliflor a la plancha

Esta es una gran manera de obtener su dosis diaria de verduras de la manera más sabrosa posible. Es tan delicioso, le garantizo que siempre querrá hacer coliflor así.

Porciones: 3 a 4

Tiempo total de preparación: 25 minutos

Ingredientes:

- 1 cabeza de coliflor
- 2 huevos grandes, ligeramente batidos
- ½ taza de queso parmesano rallado
- ½ cdta. de orégano
- Un toque de sal y pimienta negra
- 1 ½ tazas de queso cheddar blanco, rallado y dividido

Instrucciones:

1. Primero, cortar la coliflor en ramilletes. Coloque los ramilletes en un procesador de alimentos y licúe en el nivel más alto hasta que quede con la consistencia del arroz.

2. Luego, use un tazón mediano y agregue la coliflor, los huevos, el queso parmesano y el orégano. Revuelva bien hasta que se mezcle.Revuelva bien hasta que se mezclen. Sazonar esta mezcla con una pizca de sal y pimienta negra.

3. Coloque una sartén grande a fuego medio. Engrasar con un poco de rociador de cocina y cocinar la mezcla de coliflor. Aplanar para formar una hamburguesa.

Repita en otra parte de la sartén para formar otra hamburguesa. Cocine por 5 minutos de cada lado o hasta que estén dorados.

4. Cubra cada hamburguesa de coliflor con el queso cheddar. Coloque la otra hamburguesa de coliflorsobre el queso. Cocine por 2 minutos de cada lado o hasta que el queso se derrita.

5. Retire y repita hasta que todos los ingredientes hayan sido usados.

Salmón Cilantro Limón

Incluso si no es fan de la comida marina, no podrá conseguir suficiente de este plato. Rinde mucho, así que usted puede tener sobras a lo largo de la semana.

Porciones: 4

Tiempo total de preparación: 13 minutos

Ingredientes:

- ½ de una cebolla amarilla, picada
- ½ cdta. de ajo en polvo
- 3 limones, jugo y cáscara solamente, más cuñas para servir
- 2 cdtas. de comino molido
- 1 cdta. de sal
- ½ cdta. de pimienta negra
- ½ cucharadita de hojuelas de pimiento

rojo trituradas

- ¼ taza de aceite de oliva extra virgen
- 2 cdas. de miel
- 1 taza de cilantro, empacado, más hojas para servir
- 1 ½ libra de salmón, cortado en filetes

Instrucciones:

1. Coloque todos los ingredientes excepto el salmón en un procesador de alimentos. Mezcle en el ajuste más alto hasta que esté suave.

2. Vierta esta mezcla en un recipiente. Agregue el salmón y mezcle. Cubrir con una hoja de plástico. Dejar marinar durante 1 hora.

3. Después de este tiempo, precaliente el

horno a 450 grados F.

4. Mientras el horno se calienta, engrase una bandeja para hornear grande con rociador de cocina. Añadir los filetes de salmón marinados, con la piel hacia abajo. Coloque en el horno para asar de 6 a 8 minutos, o hasta que esté completamente cocido.

5. Retire y sirva con las hojas de cilantro y los trozos de limón fresco.

Horno de coliflor con queso

Si está buscando un acompañamiento bajo en carbohidratos que pueda servir durante las fiestas, entonces este es el plato perfecto para usted. ¡Es cursi, pero saludable! A todos los comensales les encantará.

Porciones: 6

Tiempo total de preparación: 50 minutos

Ingredientes:

- 1 ½ cabezas de coliflor
- 6 cdas. de mantequilla, más extra para engrasar
- ½ taza de crema espesa
- 3 dientes de ajo, picados
- 2 tazas de queso cheddar blanco,

rallado
- 1 taza de queso parmesano rallado
- 1 cda. de hojas de tomillo, frescas
- Un toque de sal y pimienta negra

Instrucciones:

1. Primero, precaliente el horno a 400 grados F.

2. Mientras el horno se calienta, coloque una olla grande a fuego medio. Llenar con agua salada y llevar a ebullición. Una vez hirviendo, añadir la coliflor. Cocine por 8 minutos, o hasta que se ablanden. Escurrir después de este tiempo y reservar.

3. Engrase una fuente para hornear grande con mantequilla.

4. A continuación, añadir la mitad de la

coliflor. Vierta la mitad de la crema espesa sobre la coliflor. Agregue puntos de mantequilla por encima. Espolvoree la mitad del ajo picado, el queso cheddar, el queso parmesano y el tomillo fresco. Completar con la mitad restante de la coliflor, la nata, el ajo, los quesos y el tomillo. Sazone con una pizca de sal y pimienta negra.

5. Poner en el horno para hornear durante 30 minutos o hasta que se dore y el queso esté completamente derretido.

6. Retire y deje enfriar durante 5 minutos antes de servir.

Sabrosos bocados de berenjena y parmesano

Esta es una de las mejores maneras de comer berenjenas con parmesano, tanto que ni el más exigente de los comensales será capaz de resistir. Es un gran bocadillo para disfrutar siempre que se le antoje comer con los dedos.

Porciones: 4 a 6

Tiempo total de preparación: 35 minutos

Ingredientes:

2 berenjenas

3 huevos grandes, batidos

2 tazas de pan rallado

1 cda. de condimento italiano

1 taza de queso parmesano rallado

1 taza de harina para todo uso

Salsa marinara, para servir

Instrucciones:

1. Primero, caliente el horno a 375 grados F. Mientras el horno se calienta, cubra una bandeja para hornear grande con una hoja de papel de pergamino. Luego, pele y corte las berenjenas en cubos de 1 pulgada de tamaño.

2. En un recipiente pequeño, agregue los huevos. En un recipiente aparte, agregue el pan rallado, el aderezo italiano y el queso parmesano. Revuelva bien para mezclar. En un tercer tazón pequeño, agregue la harina para todo uso.

3. Enrollar los cubos de berenjena en la harina y luego sumergirlos en los huevos

batidos. Agregue a la mezcla de pan rallado. Revuelva bien para cubrir. Transfiera a la bandeja para hornear preparada.

4. Coloque en el horno para hornear durante 25 minutos, o hasta que se doren.

5. Retirar y espolvorear el queso parmesano por encima. Servir inmediatamente con la salsa marinara.

Conclusión

¡Bueno, ahí lo tienen!

Esperemos que al final de este libro, usted haya aprendido a seguir una dieta baja en carbohidratos y haya descubierto cómo hacer la comida baja en carbohidratos más deliciosa. Espero que haya disfrutado aprendiendo sobre los mejores tipos de alimento para comer en este tipo de dieta, pero lo más importante, ¡espero que haya disfrutado de estas 25 recetas fáciles y bajas en carbohidratos!

Recuerde, al hacer estas comidas, no dude en agregar sus ingredientes favoritos, siempre y cuando sean bajos en carbohidratos también.

¡Buena suerte!

Parte 2

Introducción

Ahí estás, en otro pasillo del supermercado, mirando diferentes artículos que ves en los estantes. Todos ellos prometen ayudarte a perder el peso que quieres perder, pero en realidad no te dicen cómo lo van a hacer.

Sabes que necesitas comer bien, pero ¿qué significa eso exactamente?

¿Cómo vas a perder el peso que quieres perder, y saber que lo estás haciendo de forma segura y saludable?

Ves tantos anuncios y publicidad sobre multitud de dietas que hay a la orden del día, pero no sabes cuáles funcionan y cuáles pretenden únicamente conseguir que compres sus productos.

Sabes que quieres hacerlo correctamente y necesitas hacerlo de una forma inteligente si quieres mantener ese peso a largo plazo. Y ahí es exactamente donde va a entrar en acción este libro.

Voy a deshacerte de todas las conjeturas que puedas tener a lo largo de tu viaje en la pérdida de peso. Voy a demostrarte cómo puedes perder el peso que quieres perder, cómo puedes mantenerlo a largo plazo y cómo puedes mantenerte en forma y saludable a largo plazo. Vas va a ser capaz de perder ese peso, sentirte bien, y ser a la vez feliz y saludable en tu nuevo cuerpo.

Sé que tienes lo necesario para perder el peso, sólo necesitas tener la guía adecuada para seguir el camino. Necesitas saber las problemáticas de la pérdida de peso, la razón por la cual esta dieta sí funciona, y cómo puede sacarle partido a largo plazo.

Después de todo, todos somos diferentes, y todos perdemos y ganamos peso de la misma manera. Todos queremos ser felices, estar sanos y en forma y para ello, todos necesitamos seguir las mismas reglas en cuestión de salud. Este libro te servirá de guía secreta para perder ese peso que ansías perder y quitártelo para siempre.

Déjame mostrarte la clave para tu éxito y tu felicidad, y prepárate para abrazar a tu nuevo "yo".

Los resultados son reales, los hechos lo demuestran, y la solución perfecta para la pérdida de peso está a tu alcance. Todo lo que tienes que hacer es alcanzarlo y cogerlo

Vas a estar tan contento de haberlo hecho.

Capítulo 1 – Ketogenics: los hechos

Hoy en día hay una gran variedad de dietas controvertidas circulando por Internet que muestran diversas formas a la hora de perder peso.
Lo cual le hace preguntarse acerca de cuál será la ideal y adecuada para ti y cuál tienes que evitar. Por ello he creado este precioso librito para ti... sólo para ponerte en el camino correcto y perder ese peso para siempre.
Justo ahora, puedes estar preguntándote qué es la dieta ketogénica, y cómo funciona. ¡Genial! Si quieres una dieta que funcione, es importante que sepas cómo actúa y por qué lo hace de esta forma.
Así que te lo voy a decir ahora.
La dieta ketogénica es una dieta alta en grasas y baja en carbohidratos. Esta se basa en el método natural del cuerpo de quema de grasa, para eliminar las calorías internas y quemar directamente tu peso.
Básicamente, cuando no comes carbohidratos, tu cuerpo entra en un estado deketosis '. Esto significa que ha

pasado de usar las calorías que tu cuerpo usa como combustible, a convertirse en suministros de grasa que tienes ya dentro de tu cuerpo.

La forma en que esta dieta funciona va a provocar que fuerces tu cuerpo en este estado. Sé que puede sonar aterrador al principio, pero créeme, vas a encontrarte totalmente sano mientras lo haces. Todo lo que tienes que hacer es comer los alimentos adecuados.

Verás, no creo en dietas que te exijan escatimar en comida. Tu cuerpo necesita comida para funcionar como combustible. Necesita la comida para mantenerse activo en el día a día.

Si no estás ingiriendo lo suficiente en tu cuerpo, vas a terminar en modo de inanición, por lo que tu cuerpo tendrá que aferrarse a las reservas de grasa que tiene. Cuando sigues la dieta ketogénica, le estás dando a su cuerpo todo lo que necesita para funcionar, suficientes calorías para no sentirse estuviera hambriento y suficiente combustible para pasar el día.

Al mismo tiempo estás actuando de forma

inteligente, ya que estás siendo consciente de los nutrientes, obligando a tu cuerpo a convertirse en una máquina bien preparada. Tu cuerpo va a acabar con la grasa que tienes ya dentro y quemar las grasas que vas ingiriendo. Dando a su cuerpo el combustible que necesita para funcionar y funcionar bien.

Vas a tener que esperar un período de tiempo antes de ver los resultados que deseas, pero te prometo, si estás dispuesto a continuar con la dieta y a invertir el tiempo y esfuerzo necesario, que vas a ver cómo se derrite el peso en ti, convirtiéndote en esa persona delgada y esbelta que siempre quisiste ser.

La clave de esta dieta es, de lejos, la constancia de la persona con respecto a lo que está haciendo. La constancia es crucial si quieres obtener los resultados reales.

Créeme, una vez que lo hagas, vas a ver que el peso sale volando, consiguiendo el cuerpo que quieres.

Capítulo 2 – ¿hacer o no hacer? Los pros y los contras de la dieta ketogénica

No hay una dieta perfecta en este planeta.
Eso es algo que todo el mundo necesita aceptar, para seguir adelante.
No importa cuánto deseas encontrar la receta mágica, ya que la respuesta universal para todos no existe. Sin embargo hay dietas que son perfectas para ti, las cuales tienes que seguir para obtener los resultados que deseas.
Esta dieta, tiene un montón de pros y sólo unos pocos contras. Pero, si quieres ser completamente justo contigo mismo y estar preparado para saber responder a quienes te preguntan sobre tu elección, debes saber lo que hay a ambos lados de la frontera.
Así que vamos directos a los pros y contras de esta dieta, así podrás elegir por ti mismosi quieres llevarla a cabo. Estoy plenamente seguro de que después de leer esta lista, vas a estar más feliz de continuar con las recetas, pero aún quiero asegurarme de que conoces los

pormenores de la dieta antes de continuar. Así que sin más preámbulos, echemos un vistazo a los contras.

Esta dieta puede ser confusa al principio, por lo que vas a necesitar un poco de tiempo para acostumbrarse a la lista.

Sé paciente, sé constante, y sé determinado, vas a conseguir los resultados que quiere.

Esta dieta puede causar una batalla con ciertos... olores.

La mayor queja que la gente tiene con esta dieta es el hecho de que tendrás que luchar con el olor conforme vas entrando enketosis. Esto es completamente normal, y desaparecerá.

Tu cuerpo está deshaciéndose de la basura que no necesita. Te vas a sentir mucho mejor, esto es realmente algo que desearemos.

No importa cuanperfecta es la dieta, todavía tienes que poner de tu parte haciendo ejercicio

Todos los cuerpos necesitan ejercicio. Esto

es más que sólo perder peso, es cuestión de salud. Sé que puede ser difícil encajar en el tiempo para hacerlo, pero es muy importante, y te vas a sentir mucho mejor.

Levántate del sofá algunos minutos al día, ¡y verás los beneficios de diversas formas!

Esta dieta permite muchas de las comidas que la mayoría de las dietas prohíben.
Nadie quiere dejarse el queso, el helado o el tocino. Ahora no tienes por qué. De hecho te encontrarás mejor si incluyes estos alimentos. Ya que son las proteínas que necesitas para saciar los antojos que tienes.
¡Por lo que todo ganamos!

El rendimiento de esta dieta tiene resultados. ¡Reales y verdaderos resultados que puedes ver!
Apuesto lo que quieras a que estás cansado de probar mil dietas diferentes sin obtener ningún resultado, bueno, eso no va a ocurrir aquí. Vas obtener los resultados que has estado buscando.

Esta es la dieta que puedes seguir.
Muchas dietas son tan restrictivas, que no puedes mantenerlas a largo plazo, pero este no es el caso.
Puedes contar con tanto alimentos, que los pocos que no están en la lista no los vas a echar de menos.
No solo eso, sino que tienes multitud de sustitutivos para elegir entre ellos.

Esta es la dieta que te permite comer fuera.
Si alguna vez has hecho dieta antes, sabrás la pesadilla que puede ser comer fuera. Pero ya no.
Hay tantos restaurantes bajos en carbohidratos allí fuera que no vas a tener ningún problema en elegir dónde quieres comer.
Simplemente evitando los bollos vas a poder permitirte incluso comer comida basura! Ya nunca más tendrás que evitar las comidas fuera con tus amigos.

Esta es una dieta divertida de seguir

Puedes comer carne, tocino, helado, yogurt y queso. No hay límite en los alimentos maravillosos que puedes seguir tomando.. ¿Así que cual es el problema en seguirla?

Esta es una dieta beneficiosa para tu salud.

Puedes estar focalizándote en los carbohidratos, y está bien. Tu cuerpo empezará a obtener nutrientes reales de comida de verdad. No falsas comidas, sin químicos.

Únicamente real, salud y bienestar que vas a amar.

Esta es una dieta que puedes seguir tanto como quieras.

Sinceramente, ¿cómo alguien puede aburrirse de este estilo de vida?

Como puedes comprobar los pros pesan más que los contras, estoy seguro que lo has notado. Es hora de ponerse a trabajar!

Empecemos con recetas que van a cambiar tu vida a mejor.

Capítulo 3: Desayunos altos en grasa y bajos en carbohidratos para mantenerte saciado

En tu búsqueda por una dieta baja en carbohidratos, estos desayunos van a ser tu salvavidas. Lleno de sabor y digno de lo que pediría un médico. Vas a ser capaz de disfrutar de ti mismo mientras pierdes el peso que deseas…nada podría ser mejor que eso.

Revuelto de espinacas y huevos –Para 2 personas

Que necesitarás:
- 3 huevos
- 2 taza de espinacas frescas
- 1 taza de yogurt natural
- zumo de limón
- 2 dientes de ajo picados
- Aceite de coco

Instrucciones:

Bate los huevos junto al yogurt y apártalo. Engrasa una sartén y ponla a fuego medio en el fogón, luego añada los huevos una vez esté caliente. Remuévelo añadiendo las espinacas y aderézalo con ajo al gusto Servir con una pizca de zumo de limón, al gusto.

El campesino- Para dos personas

Qué necesitarás:
- 6 tiras de tocino
- 4 huevos
- 2 patatas dulces
- Mantequilla
- Pimienta

Instrucciones:

Pon a calentar el horno a 180 grados. Cocina el tocino hasta que quede crujiente. Desmenuza las patatas dulces con un rayador de queso y añada dos cucharadas de mantequilla derretida.

Introdúzcalo en un recipiente en el horno y espere a que se hornee durante 20 minutos, luego remuévelo y espere otros 20 minutos en el horno hasta que quede crujiente.

Caliente un poco de mantequilla a fuego medio en un sartén y luego fríe los huevos a tu gusto. Servir

Puré "Hash"- Para dos personas

Que necesitarás:
- 2 patatas dulces
- 2 kg de salchichas
- 1 paquete de queso mozzarela triturado
- Mantequilla al gusto
- Pimienta al gusto
- 3 zanahorias

Instrucciones:

Tritura las patatas dulces y las zanahorias en la trituradora y mézclalo con aceite de oliva en un bol.

Cocina las salchichas hasta que queden tostadas, luego remuévelas con las patatas dulces.

Viértelo todo en un recipiente para hornear e introdúcelo en el horno previamente calentado a 180 grados. Hornear durante 30 minutos y servir.

Batido "Whipthem up"

Que necesitarás:
- 1 plátano
- ¼ taza de mantequilla de cacahuete
- 1 taza de yogurt griego
- 1 cucharada de cacao en polvo

Instrucciones:

Corta el plátano y mézclalo todo en la licuadora. Mezclar hasta que quede una textura suave, luego añade hielo al gusto.

Cuando consigas la consistencia deseada, verter en una taza y disfrutar.

Atún con queso fundido – Para dos personas

Qué necesitarás:
- 2 huevos
- 1 lata de atún
- 1 taza de yogur griego pequeño
- 1 puñado de espinacas
- pimienta
- ajo al gusto
- queso crudo

Instrucciones:

Pon a calentar una cacerola a fuego medio y mezcle los huevos con el yogur. Abre y quita el líquido restante a la lata del atún, después mezcla con los huevos y viértelo en la cacerola.

Cocinar suavemente y añade pimienta y ajo al gusto.

Remueve las espinacas cuando estén a punto de hacerse y espolvorea el queso por encima. Una vez que el queso se ha derretido, está listo para servir.

Huevos a la taza- Para 1 persona

Qué necesitarás:
- Un poco de leche
- 1 porción de queso desmenuzado en pedazos
- 2 huevos
- Pimienta al gusto
- Verduras para adornar si lo desea

Instrucciones:

Mézclalo todo y viértelo en una taza, después colóquelo en el microondas durante 2 minutos, volviéndolo a mezclar a la mitad del tiempo.

¡Cerciórate de que el huevo se cocine bien y listo para disfrutar!

Los "Pancakes" del rey – Para 1 persona

Qué necesitará:
- 2 huevos
- ½ taza de crema de queso
- Semillas de lino
- edulcorante al gusto

Instrucciones:

Pon a calentar una sartén y mezcla todos los ingredientes en un plato separado.

Cuando la mezcla alcance la consistencia de la masa, usa un cucharón para hacer los pancakes en la sartén.

Cocina cada unodurante un par de minutos por cara, hasta que tomen un tono tostado. Sirva inmediatamente con mantequilla.

Pudding a la taza – Para 1 persona

Qué necesitarás:
- 1 taza de leche de coco
- 1 cucharada de semillas de Chía
- 1 pequeña lata de crema de coco
- Edulcorante al gusto
- 1 cucharada de cacao en polvo
- Una pizca de vainilla

Instrucciones:

Mezcla todos los ingredientes y déjala en el frigoríficodurante toda la noche hasta la mañana.

Deja espesar las semillas de Chía y añádelo como extra si lo deseas.

¡Disfruta al salir por la puerta!

Huevos ahuecados – Para 2 personas

Qué necesitarás:
- 4 huevos
- 4 tiras de tocino
- 1 taza de queso rallado
- Un poco de leche
- Pimienta

Instrucciones:

Pon a calentar el horno a 180 grados

Engrasa 4 moldes, y poner el tocino en éstos, recubriendo el borde.

Mezcla los huevos con la leche y las espinacas con el requesón, Luego vierte en el centro de las tazas.

Colóquelo en el horno y hornee durante 20 minutos. Adorna con el queso si lo deseas, y sírvelo inmediatamente.

Queso Cottage(break de desayuno) – Para 1 persona

Que necesitarás:
- 1 taza de queso cottage
- ¼ taza de leche entera de coco
- miel al gusto
- canela al gusto

Instrucciones:

Mezcla todos los ingredientes y vierte en otro tazón para disfrutar. Servir inmediatamente.

Capítulo 4 – almuerzos bajos en carbohidratos con alto contenido de grasa: el empujón del mediodía.

Prepárate para hacer hueco al hambre con estas deliciosas opciones. Te vas a mantener, vas a perder ese peso, y aun así vas a desear que llegue el almuerzo.

Sin mencionar que puedes comer hasta saciarte y perder ese peso deseado. Es una victoria lo mires por donde lo mires.

Envolturas de pollo – Para 1 persona

Qué necesitarás:
- 1 taza de pechuga deshuesada de pollo sin piel cocida
- 1 lechuga de hoja grande
- Una pizca de vinagre balsámico

Instrucciones:

Corta el pollo en trozos pequeños y ponlo en el centro de la hoja de lechuga. Adorna el queso al gusto y echa una pizca de vinagre al lado.

Cerrar la lechuga a modo de envoltorio y servir de inmediato.

Salmón sobre la marcha – Para 1 persona

Qué necesitarás:
- 1 lata de salmón sin espinas ni piel
- 1 taza de requesón
- 1 puñado de espinacas
- Zumo de limón
- ajo

Instrucciones:

Abre la lata y quita el líquido restante del salmón y coloca el queso cottage en el plato. Coloca las espinacas sobre el plato y sazona con especias al gusto, pon el salmón encima de las espinacas y decora con más queso al gusto.

Servir inmediatamente.

Barquitos de avocado con huevos – Para 1 persona

Qué necesitarás:
- 2 huevos
- 1 aguacate
- Queso
- Pimienta

Instrucciones:

Corta el aguacate por la mitad y coloca un huevo en el centro de mitad. Puedes vaciar los aguacates utilizando el contenido como guarnición, o puedes colocar el huevo encima del aguacate.

Adorna con el queso y mételo al horno. Hornear a 200 grados durante 15 minutos. Servir inmediatamente.

"GoGo" smoothie verde – Para 1 persona

Qué necesitarás:
- 1 taza de leche de coco
- ½ taza de crema de coco
- 1 puñado de espinacas
- 1 aguacate
- Edulcorante al gusto
- 3 cucharadas de cacao en polvo

Instrucciones:

Mezcla todos los ingredientes en la licuadora hasta alcanzar una textura suave. Puedes añadir hielo al gusto.

Cuando tengas todo listo, vierte en otro vaso y sirve inmediatamente.

Hamburguesa de queso – Para 1 persona

Qué necesitarás:
- Medio kg de carne de hamburguesa
- Queso a elegir
- Pimienta
- Ajo
- Sal

Instrucciones:

Forma una empanada con la carne y cocine en una sartén a fuego medio.

Una vez que esté completamente cocido, retíralo a un plato y coloque el queso, la lechuga y cualquier otro adorno al gusto por encima.

Comer con tenedor, y servir mientras todavía está caliente.

Ensalada fácil y rápida para almorzar – Para 1 persona

Qué necesitarás:
- 2 huevos hervidos
- Queso
- 1 puñado de espinacas
- 1 puñado de lechuga romana
- 1 tomate

Aderezo bajo en carbohidratos a su elección

Instrucciones:

Pica los huevos hasta que quede desmenuzado y mezcla todos los demás ingredientes en un tazón.

Adorna con el aderezo a su elección, y servir inmediatamente.

También se puedeagregar un poco de atún u otra proteína al gusto. ¡Explora lo que te gusta y hazlo a tu manera!

El mejor almuerzo para el camino – Para 1 persona

Que necesitarás:
- ¼ kg de salchicha
- 2 tiras de tocino
- Pimienta
- 1 Hoja grande de lechuga
- Queso a elegir

Instrucciones:

Corta el tocino en trozos pequeños y cocina bien con la salchicha. Sazone al gustoy adorna con queso.

Envolver con la hoja de lechuga y ¡disfruta al salir por la puerta!

"Smoothie" de tocino – Para 1 persona:

Qué necesitarás:
- 1 taza de leche entera de coco
- 1 taza de yogur griego
- Miel al gusto
- 1 plátano
- 3 cucharadas de cacao en polvo
- 2 tiras de tocino

Instrucciones:

Cocina el tocino hasta que esté crujiente. Mientras el tocino se está cocinando, mezcla todos los otros ingredientes en la batidora y mezcla hasta eliminar los grumos.

Puedes añadir hielo si quieres. Una vez que esté satisfecho con la consistencia del batido, mezcle el tocino y sírvelo con una pajita.

Sándwiches listos para almorzar – Para 1 persona

Qué necesitarás:
- 1 salchicha
- Trozo de queso a elegir
- 2 huevos
- ½ taza de crema de queso
- Semillas de lino
- Edulcorante al gusto

Instrucciones:

Precalienta una sartény mezclatodos los ingredientes en un plato separado.

Cuando la mezcla alcance la consistencia de la masa, usa la cuchara para hacer pancakes individuales en la sartén.

Cocina un par de minutos por cada lado, hasta que sean tengan un tono tostado.

Cocina la salchicha y derrite la porción de queso encima.

Crea tu sándwich usando los pancakes a modo de pan.

Sirve inmediatamente.

La Osa mayor – Para 1 persona

Qué necesitarás:
- 1 taza de queso cottage
- 2 tiras de tocino
- 1 cabeza de coliflor
- Ajo
- Pimienta

Instrucciones:

Corta el tocino en trozos pequeños y cocinar bastante.

Remueveel requesón con el condimento elegido y mezclar.

Si quieres calentarlo, calentar en el microondas durante treinta segundos, pero de lo contrario puedes disfrutarlo en frío.

Corta la coliflor en trozos pequeños y sumérgelos en la mezcla del requesón y listo para disfrutar.

Capítulo 5 – Cena en una moneda de diez centavos: Concluyendo el día bajo en carbohidratos y rico en grasas.

Al tiempo en que la cena te supera, te sientes cansado y sólo quieres arrastrarte a la cama. Hay un montón de opciones fáciles que te van a mantener en el camino correcto y llegar al objetivo de perder peso, sólo tienes que aferrarte a estas y así no tendrás ningún problema.

Filete con huevo frito – Para 1 persona

Qué necesitarás:
- 2 huevos
- Bistec al gusto
- Mantequilla
- Sal
- Pimienta
- Ajo

Instrucciones:

Precalienta una sartén al fuegoy añadir el filete. Sazona y cocina al gusto preferido y apartar.

Tras esto, fríe los huevos en una sartén separada. Sirvelos huevos sobre la carne.

¡Y a disfrutar!

Coliflor con queso – Para 1 persona

Qué necesitarás:
- 2 tazas de coliflor
- 2 tazas de queso rallado
- 1 taza de leche entera de coco
- ½ kg de salchicha
- 1/3 taza de mantequilla

Instrucciones:

Mezcla la leche, el queso y la mantequilla en una sartén a fuego lento. Cocina bien la salchicha en una sartén separada.

Trocea la coliflor y agrega a la salsa de queso, a continuación, añade la salchicha cocinada. Mezcla bien, y acompáñalo con cualquier otra guarnición si lo deseas.

Sirve inmediatamente.

Bajo la ensalada marinada

Qué necesitarás:
- 1 lata de atún
- 1 lata de salmón
- 1 puñado de espinacas
- Queso feta
- Aderezo al gusto

Instrucciones:

Abre y elimine el líquido sobrante de las latas de pescado y mezcla bien con un puñado de espinacas.

Mézclalo con el aderezo al gusto y sirve inmediatamente.

Hamburguesas del revés – Para 1 persona

Qué necesitarás:
- ½ kg de hamburguesa
- Sal
- Pimienta
- Queso Cheddar
- Lechuga
- Tomate

Instrucciones:

Pon a calentar una sartén a fuego medio, y divide la carne en dos porciones.

Coloca el queso cheddar en el centro de las hamburguesas, y selle las puntas para crear una hamburguesa de queso al revés.

Cocínalashasta que quede bien hecha, y sírvelas en un plato con las guarniciones.

¡Y a disfrutar de inmediato!.

Tocino "PumpkinBumpkin" – Para 1 persona

Qué necesitarás:
- 3 tiras de tocino
- 1 lata de trozos de calabaza
- Mantequilla
- Canela

Instrucciones:

Corta el tocino y cocínalo. En otra sartén, a fuego lento, echa los trozos de calabaza, pero sin romperlos.

Remueve cuidadosamente el tocino y añade los condimentos como guarnición. Sírvelo inmediatamente.

"Smoothie" de calabaza – Para 1 persona

Qué necesitarás:
- 1 lata de calabaza
- 1 banana
- 1 taza de leche entera de coco
- 1 taza de yogur griego
- Canela
- Edulcorante al gusto
- Cubitos de hielo

Instrucciones:

Corta el plátano en trozos pequeños y abra la lata de calabaza. Coloque todos los ingredientes en su batidora y triturar hasta que estén completamente mezclados.

Es necesario asegurarse de que no hay grumos en el batido.

Cuando consiga la textura, verter en otro vaso y a disfrutar.

Palitos de mozzarela – Para 1 persona

Qué necesitarás:
- 3 porciones de palitos de mozzarella
- 3 tiras de tocino
- 1 huevo
- Queso Cottage

Instrucciones:

Cocina el tocino hasta que quede muy crujiente. Rompe en pedazos tan pequeños como sea posible.

Romper el huevo y batir, a continuación, añadir algunos trozos de tocino.

Corta los palitos de queso por la mitad, y enrollarlos en el tocino hasta que estén bien recubiertos. Colocar en un recipientee introdúzcalo en el horno a 200 grados.

Hornee durante 10 minutos y sirva inmediatamente con queso Cottage para mojar.

Sopa de domingo – Para 2 personas

Qué necesitarás:
- 1 coliflor de cabeza
- 1 kg de salchicha
- 3 tiras de tocino
- 1 tomate
- 1 puñado de espinacas
- Sal
- Pimienta
- Ajo
- Mantequilla
- Agua

Instrucciones:

Cocinala salchicha y el tocino y corta en trozos pequeños. Cortar la coliflor y añadir a la sartén con la carne. Adorne con los condimentos, y colóquelos en una olla con agua.

Añade las espinacas y deja cocer a fuego lento en la olla durante 20 minutos.

Acompáñalo con el queso, y ¡listo para servir!

Puré de coliflor y ajo – Para 1 persona

Qué necesitarás:
- 1 cabeza de coliflor

- 2 dientes de ajo
- 1 taza de crema entera de coco
- 1 cucharada de mantequilla
- Albahaca

Instrucciones:

Hierve la coliflor hasta que esté blanda y echar a la batidora. Añade la leche y mezcle hasta que quede sin grumos.

Pica el ajo y alisa la mantequilla, luego añade esto a la mezcla. Añade un poco de albahaca, y si necesita calentar la mezcla, introducir en el horno durante unos minutos a 180 grados.

Servir con un poco de mantequilla en la parte superior y un tenedor.

Hamburguesas bajas en carbohidratos – Para 2 personas

Qué necesitarás:
- 1 kg de hamburguesa
- 1 cabeza de coliflor
- ½ taza de brócoli
- Sal
- Pimienta
- Agua
- Tarro de salsa
- 1 lata pequeña de setas

Instrucciones:

Dora la hamburguesa a fuego medio y sazona al gusto. Corta la coliflor y el brócoli, y hacer la salsa de acuerdo con las instrucciones.

Mezcla todos los ingredientes en una olla grande a fuego lento. Una vez calentado, sirve inmediatamente con la guarnición a elegir.

Conclusión

Aquí lo tienes, todo lo que necesitas saber para empezar esta dieta baja en carbohidratos y rica en grasas, y para mantenerle en el camino correcto hacia el éxito. Sé que hay mucho que controlar cuando se está comenzando esta dieta, y hay tantas cosas que no sabes cuándoempezarla, pero quiero que sepas que tienes lo que se necesitas para empezar, y con la ayuda de este libro, vas a conseguirlo sin perder el tiempo.

www.ingramcontent.com/pod-product-compliance
Lightning Source LLC
Chambersburg PA
CBHW071850070526
44583CB00016B/1631